AF318280

LABORATOIRE DE MÉDECINE EXPÉRIMENTALE

DE LA FACULTÉ DE LYON

DE L'ACTION PHYSIOLOGIQUE

DU

SALICYLATE DE SOUDE

SUR LA

CALORIFICATION, LA CIRCULATION ET LA RESPIRATION

PAR

Hugues OLTRAMARE,

Docteur en médecine de la Faculté de Paris,
Ancien interne des hôpitaux de Lyon,
Lauréat de l'École de médecine de Lyon et de l'Université de Genève.

PARIS

OCTAVE DOIN, LIBRAIRE-EDITEUR

8, PLACE DE L'ODÉON, 8

1879

DE L'ACTION PHYSIOLOGIQUE

DU

SALICYLATE DE SOUDE

SUR LA CALORIFICATION

LA CIRCULATION ET LA RESPIRATION

Parmi les nombreuses substances essayées successivement par la thérapeutique, si peu ont répondu a l'espoir qu'on avait fondé sur elles, qu'il ne faut pas s'étonner de voir à chaque instant surgir quelque médicament jusqu'alors inconnu, pris le plus souvent dans les corps nouveaux que la chimie met à notre disposition. C'est ainsi qu'apparut, il n'y a que quelques années, l'acide salicylique qui, préconisé par Stricker et d'autres éminent cliniciens dans le traitement du rhumatisme articulaire aigu, puis de la forme subaiguë, de la goutte et de presque toutes les maladies infectieuses, ne tarda pas à avoir une grande vogue et à dépasser même les limites du monde médical.

Le salicylate de soude, presque de suite substitué à l'acide salicylique dont il a du reste toutes les propriétés, ne tarda pas à devenir une panacée universelle, et son administration fut à l'ordre du jour dans les hôpitaux depuis 1875.

Ainsi vulgarisé, il sembla perdre peu à peu de sa vertu ; puis, son prestige tombant, on ne tarda pas à lui trouver des inconvénients nombreux, des propriétés toxiques ; enfin on signala des cas de mort.

En 1876, M. G.-H. Litley (1) rapporte un cas de nécrose du tibia gauche chez un malade traité par l'acide salicylique et lui attribue ce méfait. A la Société de thérapeutique, en 1877, M. Gubler (2) soutient que ce médicament peut rendre les urines albumineuses, il l'a donné à deux malades qui eurent de l'oligurie, puis de l'albuminurie. M. Bucquoy (3) a vu un avortement à 6 mois causé par l'acide salicylique ; deux faits semblables se seraient passés à la maternité de Cochin ; enfin, dans le courant de la même année, MM. Dixneuf (4) et Watelet (5) publièrent deux travaux sur les inconvénients et les dangers de la médication salicylée.

Il n'en fallait pas davantage pour amener une réaction dans l'opinion médicale, et en joignant ces griefs aux déceptions causées par l'administration intempestive ou maladroite d'un médicament mal connu, il fut facile d'entamer un procès qui n'est pas encore jugé. Après avoir été inoffensif et efficace, le traitement salicylé devint dangereux et d'une action douteuse. Une étude approfondie des propriétés physiologiques des salicylates eût pu éviter bien des errements et sauver peut-être ces utiles

(1) The British medical Journal, 23 décembre 1876.
(2) Bull. de thér., 1877.
(3) Bull. de thér., 1877.
(4) Dixneuf. Des inconvénients et des dangers de la médication salicylée. Th. de Paris, n° 506, 1877.
(5) Watelet. Dangers de la médication salicylée. Bull. de thér., 1877.

substances du discrédit dans lequel elles sont menacées de tomber.

Plusieurs expérimentateurs de talent ont compris cela, et ont fait des efforts louables dans ce sens, mais jusqu'à présent, faute peut-être d'un déterminisme assez rigoureux, les divergences d'opinions persistent sur les points même les plus importants.

C'est dans le but d'éclaircir, si possible, quelques-unes des questions les plus intéressantes concernant l'action du salicylate de soude sur la calorification, la circulation et la respiration que nous avons entrepris ce travail, sous les auspices de notre savant maître, M. le professeur Chauveau, dans son laboratoire de pathologie expérimentale de la Faculté de Lyon. Qu'il reçoive ici l'expression de notre reconnaissance pour ses utiles conseils et la bienveillante manière avec laquelle il mis à notre disposition ses magnifiques appareils enrégistreurs. Je ne saurais également trop remercier M. le professeur Arloing, chef du laboratoire, qui a bien voulu m'aider, et de ses lumières et de son habiteté expérimentale.

ACTION TOXIQUE

Le salicylate de soude remplaça en thérapeutique l'acide salicylique, lorsque Büss eut démontré que la combinaison saline était plus soluble et que Kœhler lui eut attribué les mêmes propriétés physiologiques qu'à ce dernier. Les salicylates de potasse,

de chaux, de lithine, de quinine se succèdent rapidement, mais
le salicylate de soude est resté exclusivement employé et forme
la base de la médication salicylée. Cette combinaison saline est
très-soluble, résume à elle seule toutes les propriétés des produits
similaires et permet d'employer l'acide à haute dose à l'intérieur,
sans irriter l'estomac. Au dire des auteurs, l'action physiologique du salicylate de soude serait identique à celle de l'acide.

D'après Chirone et Petrucci (1), qui ont fait l'étude complète de ces deux substances, les effets locaux sont plus marqués
avec l'acide salicylique, les effets généraux avec le salicylate.
Or, ce qu'on recherche dans la médication salicylée, c'est l'effet
général, sans l'effet local, et ce premier se rapporte non pas à
la base mais à l'acide. Pour son appréciation, il est donc nécessaire de connaître les rapports quantitatifs de la combinaison.

D'après M. Sée (2), le salicylate de soude contiendrait 80 p. 100
d'acide ; cette quantité paraît un peu forte ; une autre évaluation
qui semble plus juste est celle de 2,65 pour 4 gr. de salicylate
de soude. Comme, dans l'appréciation des propriétés toxiques,
on a confondu l'acide et le sel, il est bon de tenir compte, dans
chaque cas, des proportions que nous venons d'admettre.

Fürbringer (3) administra d'abord l'acide salicylique avec de
grandes précautions, ne dépassant pas 1 gramme ; Büss (1) le
donna ensuite à la dose de 4 à 8 grammes en le déclarant peu
toxique, opinion qui se trouve encore exprimée dans les *Ar-*

(1) Chirone et Petrucci. Commentario clinico di Pisa, janvier et février 1878.
(2) G. Sée. Des salicylates et de l'acide salicylique. Académie de médecine,
juin 1877.
(3) Fürbringer. Centralblatt, n° 13, 1875.
(4) Büss, Centralblatt, n° 13, 1875.

chives générales de médecine de 1875. Plus tard, on vit bien qu'il n'en était rien.

La première étude physiologique remonte au travail de Feser et Friedberg (1), qui arrivent aux conclusions suivantes :

1° L'administration prolongée de petites doses n'a pas d'effets toxiques ;

2° Le développement des ferments de la salive et du suc gas-gastrique n'est pas entravé, tant que la dose est faible;

3° Les herbivores supportent plus que les carnassiers;

4° Chez les chiens, 1 gr. d'acide par 5 kil. produit de l'empoisonnement, des troubles vasculaires et respiratoires ;

5° Le salicylate de soude est un poison;

6° La mort a lieu par paralysie des voies respiratoires.

L'année suivante, en 1876, parut une étude toxicologique sur les effets du salicylate de soude. Nous n'avons malheureusement trouvé aucun compte-rendu de cette thèse de l'Université d'Erlangen, et nous n'avons pas pu nous procurer l'ouvrage de Lymas (2).

En 1877, plusieurs cas de mort sont signalés chez l'homme : Bälz a vu, à la suite de l'ingestion de 4 gr. de salicylate de soude, un délire violent analogue à celui des alcooliques ; Leonhardi Aster de véritables accès tétaniques. Dans d'autres circonstances, chez des individus faibles, il s'est produit un collapsus grave. M. Empis a vu un malade mourir de mort subite deux jours après l'administration successive de doses quotidiennes de 7 gr., puis 5 gr. et 3 gr. d'acide salicylique ; en tout 15 gr. d'acide ; l'autopsie n'ayant pas été faite, la cause de la mort reste sujette au doute.

M. Sée rapporte deux cas de mort, l'un observé en Russie

(1) Feser et Friedberg. Berlin. klin. Woch., juin, 1875.
(2) Lymas. Inaug. dissert. Erlangen, 1876.

après 18 gr., l'autre en Allemagne après 12 gr. d'acide. Nous ferons remarquer que, dans tous ces cas, il s'agit d'acide et non de salicylate de soude, et qu'il convient de rapporter la dose au salicylate de soude par un calcul dont nous avons donné les éléments.

Petersen rapporte le cas d'une jeune fille de 15 ans qui prit, par mégarde, une dose de 26 gr. de salicylate de soude et qui guérit néanmoins.

Outre les quelques cas que nous mentionnons ici, et celui moins connu d'un haut prélat français mort dans des conditions analogues, il a dû y avoir, étant données la facilité et la hardiesse avec laquelle on a administré ce médicament, bien d'autres méfaits non signalés, en dehors des troubles de l'ouïe et de la vue, des vertiges, de l'oligurie, de la gangrène, de l'albuminurie et de l'hémiplégie attribués, à tort ou à raison, au salicylate de soude.

Nous ne voulons pas actuellement faire la critique de ces imputations, mais nous verrons qu'il est assez facile, après une étude expérimentale de l'action de ce sel, de faire la part des coïncidences et de ce qu'il peut y avoir de vrai.

C'est dans le but de déterminer d'une façon exacte le degré de toxicité du salicylate de soude que nous avons fait une première série d'expériences.

Nous avons employé un salicylate parfaitement pur, complétement soluble, provenant de chez Schlumberger et Cerckel, à divers degrés de dilution aqueuse. D'après ce que nous avons vu, la plus ou moins grande concentration du liquide injecté ne nous a pas paru avoir d'action manifeste, comme on peut le voir dans notre tableau des effets toxiques; il en a été de même en ce qui concerne le lieu d'introduction. Poussée avec précautions dans la jugulaire, la substance produit des effets un peu plus rapides que lorsqu'on l'injecte dans la fémorale ou la veine digitale, mais elle n'amène pas plus vite la mort ni des phénomènes plus marqués. Nos expériences ont porté sur divers animaux que nous avons toujours pesés avec soin et dont nous avons cherché, autant que possible, à apprécier les particularités physiologiques. Les doses employées, rapportées au poids de l'animal, ont été les suivantes :

Pour douze chiens :

$$\frac{5}{6000} \text{ Pas mort.} \quad \frac{5}{6000} \text{ Mort.} \quad \frac{4}{10500} \text{ Pas mort.}$$

$$\frac{4}{5500} \text{ Pas morts.} \quad \frac{15}{16000} \text{ Mort.} \quad \frac{25}{16000} \text{ Mort.}$$

$$\frac{15}{22000} \text{ Pas mort.} \quad \frac{10}{12000} \text{ Mort.} \quad \frac{10}{17000} \text{ Pas mort.}$$

$$\frac{7.50}{7000} \text{ Mort.} \quad \frac{6}{6000} \text{ Mort.} \quad \frac{9}{7100} \text{ Mort.}$$

Pour quatre ânes :

$$\frac{25}{120000} \text{ Pas mort.} \quad \frac{50}{15000} \text{ Pas mort} \quad \frac{130}{132.200} \text{ Mort.} \quad \frac{190}{206.000} \text{ Pas mort.}$$

Pour un lapin :

$$\frac{2.80}{2290} \text{ Mort.}$$

Dans toutes nos expériences sur des chiens, la mort est survenue au moment où le rapport de la substance toxique a été de 1 gr. pour 1000 gr. d'animal ; l'expérience II, qui fait exception, porte sur le même chien que l'expérience I ; à ce moment il était très-gravement malade de ses lésions de la veille. Dans l'expérience IX il y a lieu d'accuser le manuel opératoire. Dans les cinq cas où la dose a été inférieure à la proportion indiquée l'animal s'est remis.

MM. Bonchefontaine et Chabbert (1), dans une communication faite à l'Acad. des scienc., fixent à 8 gr. la dose qui produit chez les chiens des effets toxiques ; c'est là une approximation peu juste, puisque nous savons qu'il y a un rapport constant entre le poids de l'animal et la dose toxique et que les dimensions d'un chien peuvent varier considérablement. Blanchier (2) a administré le salicylate de soude à des chiens de différentes manières : en injections sous-cutanées, ce qui est un procédé mauvais, vu la quantité qu'il faut injecter ; en injection stomacale, ayant l'inconvénient d'amener des vomissements, le rejet et la perte d'une partie de la substance, et en injections intra-veineuses, moyen beaucoup plus facile, plus certain et produisant des effets analogues. Les conclusions de cet auteur touchant la toxicité du salicylate de soude chez le chien sont un peu vagues et reposent sur un petit nombre d'expériences, mais elles sont cependant conformes aux nôtres, car il fixe la dose à la proportion de 1 pour 900 à 1,200.

Nous croyons qu'on peut être plus précis et dire que chez le chien, quel que soit son poids, le salicylate de soude injecté dans les veines amène la mort dès que la quantité de la substance est dans le rapport de 1 gr. par kilogr.

Chez nos deux ânes, nous avons eu deux fois des effets très-peu marqués, une autre fois des phénomènes graves d'intoxication sans mort ; dans un autre cas, une mort très-rapide. Le rapport du poids de salicylate au poids de l'animal était très-voisin de 1 gr. pour 1,000 ; il n'y a donc pas lieu de croire que chez les herbivores l'action toxique soit moindre, comme le di-

(1) Bochefontaine et Chabbert. Acad. des sc., sept. 1877.
(2) Blanchier. Th. de Paris, 1879.

sent Feser et Friedberg. Il en a été de même chez un lapin qui a succombé au bout de douze minutes sous l'influence d'une dose qui ne dépassait pas beaucoup 1/1000.

Nous n'avons pas expérimenté sur le cobaye ; Blanchier fixe à 1 gr. pour 600 la dose mortelle.

Pour l'homme, nous avons signalé les quantités qui ont été accusées d'avoir déterminé la mort, mais, nous le répétons, il faut être très-réservé dans le jugement à porter dans ce cas, et tenir grand compte du plus ou moins d'intégrité des reins, car, d'après nos autopsies, le salicylate de soude nous a paru avoir une action très-marquée sur ces organes.

Nous avons réuni ici en un tableau comparatif nos expériences toxicologiques avec le poids des animaux, les doses injectées et leur degré de dilution aqueuse, ainsi que les conditions expérimentales touchant la digestion et les résultats obtenus.

EFFETS TOXIQUES DU SALICYLATE DE SOUDE EN INJECTION INTRA-VEINEUSE.

```
I..... Chienne... k. 6        52 s. 5        En digestion. Rem. (vom.)
II .... Chienne...    6         5 s. 25         A jeun.    Mort.
III.... Chien.....  10.500      4 s. 20         A jeun.    Remis.
IV.... Chien.....    5.500      4 s. 20       En digestion. Rem. (vom.)
V .... Ane ...... 120-150      25 s. 60                   Remis.
VI.... Ane ...... 120-160      50 s. 90                   Remis.
VII... Chien.....   16         15 s. 35        A jeun.    Mort.
VIII.. Chien.....   16    15 s. 90 et 10 s. 40   A jeun.    Mort.
IX ... Chien.....   22    10 s. 30 et  5 s. 20 En digestion. Rem.(vom.)
X.... Chien.....    12         10 s. 45       En digestion. Mort (Man.
                                                            opér.)
XI ... Chien.....   17         10 s. 30        A jeun.    Remis.
XII .. Chienne...    7        7,50 s. 65      A jeun sect. Mort.
                                                 png.
XIII.. Chienne...    6         6 s. 30       A jeun sect. Mort.
                                                 png.
XIV.. Chienne...   7.100    7 s. 40 et 2 s. 10  A jeun sect. Mort.
                                                 du bulbe.
XV... Chienne...
XVI.. Grenouille.    45 0.20 s. 1 gr. et 0.20 s. 1          Mort.
XVII.. Lapin.....   2.290  1.80 s. 10 et 1 s. 10  En digestion. Mort.
XVIII. Ane ...... 132.200   50 s. 60 et 80 s. 80  En digestion. Mort.
XIX.. Ane ...... 206.000 50 s.200 50 s.200 90 s.200         Remis.
```

Tous les animaux morts dans le cours des expériences et tués
par le fait du salicylate de soude ont été autopsiés de suite et
ont présenté des lésions identiques. Contrairement à ce que signale Blanchier, qui a trouvé le poumon congestionné, ecchymosé
et emphysémateux, cet organe nous a paru sain dans tous les
cas, excepté chez un chien soumis à deux injections successives
et mort deux jours après; il présentait de la congestion des bases.
Un lapin avait plusieurs ecchymoses sous-pleurales.

Le cœur est gorgé de sang, noir à droite, rouge à gauche; cette particularité a été notée avec d'autant plus de soin, qu'au début de nos expériences, croyant d'après l'opinion la plus accréditée à la mort par asphyxie, elle nous avait étonné. Le tube digestif présente fréquemment des ecchymoses sous-muqueuses, coïncidant avec une congestion intense des vaisseaux mésentériques. La même congestion se retrouve constamment dans le foie; la vésicule biliaire contient ordinairement une forte quantité de bile.

C'est surtout du côté du rein que sont les lésions macroscopiques les plus appréciables; cet organe est toujours extrêmement congestionné, à moins qu'on n'ait fait la section préalable du bulbe, auquel cas il est presque complétement exsangue. Son fonctionnement semble peu actif, car si l'on a soin de vider la vessie au début de l'expérience, on ne trouve le plus souvent à la nécropsie que quelques gouttes d'un liquide trouble très-concentré, présentant les réactions de l'acide salicylique. Nous n'avons rien noté du côté de la rate. Le cerveau examiné deux fois était normal.

En somme, ce que nous avons relevé d'une manière constante, ce sont des phénomènes de congestion intense des systèmes circulatoires de l'estomac, de l'intestin, du foie et surtout des reins. L'hyperémie rénale rend compte de l'albuminurie signalée par M. Gubler (1) chez deux malades. Il est probable que c'est également à des congestions utérines qu'il faut rapporter les cas d'avortement de M. Bucquoy.

(1) Gubler. Journ. de thér., 1877.

CALORIFICATION.

Administré à l'intérieur d'abord comme désinfectant par Müller, Fürbringer et Wagner, l'acide salicylique ne tarda pas à être considéré, ainsi que ses dérivés salins, comme antipyrétique et défervescent. Ces deux propriétés, quoique différentes, furent si bien confondues qu'il est difficile, dans les expériences qui ont été instituées au début, de distinguer l'action physiologique de l'action thérapeutique.

Fürbringer commença en 1874 des recherches sur l'action fébrifuge de l'acide salicylique et les publia en 1875. Après lui viennent, Büss, Zürn, etc.

Fürbringer (1) chez l'animal et chez l'homme sains n'obtint pas d'effets sur la calorification ; ses expériences ont porté sur 16 cas ; les doses administrées étaient de 0 gr. 1 pour un lapin, 0,25 à 0,5 pour l'homme. Chez des lapins pyohémiques, par contre, le même auteur abaissa la température. Zimmermann, qui reprit ces expériences, arriva à des résultats négatifs. Büss (2) donna 4 à 8 gr. d'acide et obtint des effets antipyrétiques, mais ses expériences n'ont pas porté sur des animaux sains.

Zurn (3) a vu au contraire une élévation de 37,1 à 37,5 et 38,1 sous l'influence de 1 gr. d'acide salicylique.

(1) Fürbringer. Recherches sur l'action fébrifuge de l'acide salicylique. Centralblatt, 1875.

(2) Büss. Action antipyrétique de l'acide salicylique. Centralblatt, 1875.

(3) Zurn. De l'acide salicylique dans l'art vétérinaire. Journal für praktische Chemie, 1875.

Immermann (1), Senator (2), Mœli (3), ont signalé en même temps l'action antipyrétique de l'acide salicylique et du salicylate de soude, mais seulement au point de vue clinique.

Expérimentalement, Kœhler (4) a observé une défervescence à la suite d'injection intra-veineuse d'acide salicylique ; avec une dose dix fois plus forte, ingérée dans l'estomac, l'abaissement ne s'est pas produit.

Riess (5) a vu chez l'homme une diminution constante de la température lorsqu'il faisait prendre 5 gr. d'acide dans une solution de phosphate ou de carbonate de soude.

Gedl (6) a donné l'acide salicylique à la dose de 5 gr. et le salicylate de soude à la même dose ; dans trois cas, les effets ont été incertains ; il y a eu abaissement dans quatre ; dans deux il y a eu un changement quotidien du type, et enfin le résultat a été deux fois négatif. L'abaissement le plus important a été de 8 dixièmes.

Riegel (7) n'a pas obtenu d'abaissement, non plus que deux élèves de M. Sée (8) qui ont pris jusqu'à 10 grammes de salicylate de soude.

(1) Immermann. Action antipyrétique de l'acide salicylique. Centralblatt, 1875.

(2) Senator. De l'action antifébrile de l'acide salicylique. Soc. méd. de Berlin, juin 1875.

(3) Mœli. Du remplacement de l'acide salicylique par le salicylate de soude. Berlin. klin. Wochenschrift, septembre 1875.

(4) Koehler. De l'acide salicylique et du salicylate de soude. Centralblatt, 1876.

(5) Riess. Berlin. klin. Wochens., 1875. Deutsches Arch. f. klin. med., 1876. Berlin. klin. Wochens., 1876.

(6) Gedl. De l'action de l'acide salicylique et du salicylate de soude. Centralblatt, 1876.

(7) Riegel. Berlin. klin. Wochens., 1876.

(8) Sée. Loc. cit.

Par contre, M. Scouly Logothetidès (1) rapporte dans sa thèse deux expériences faites sur lui-même et sur un de ses amis, dans lesquelles il aurait obtenu avec 8 gr. de salicylate de soude un abaissement très-notable de la température. Voici le résumé de ces deux observations :

Exp. I. — Temp. normale 36,9. Pouls 78. Resp. 32. On prend 8 gr. de salicylate de soude en 7 doses, de 10 heures du soir à 1 heure 10 du matin. Temp. 35,7. Pouls 62. Resp. 26.

Exp. II. — Temp. normale 37. Pouls 93. Resp. 37. Même dose. Temp. 36,4. Pouls 70. Resp. 17.

Ces faits démontreraient très-nettement l'action défervescente du salicylate de soude s'ils avaient pour base l'observation de la température aux mêmes heures et dans les mêmes conditions pendant la journée qui a précédé l'expérience. La principale source d'erreur nous semble résider dans l'abaissement thermique normal qu'on observe pendant les dernières heures du jour, et il importerait de savoir si ce n'est pas à cette particularité qu'il convient de rapporter la défervescence signalée, alors que tous les autres expérimentateurs sont d'un avis opposé.

M. Blanchier, dans le court article qu'il consacre à l'action du salicylate sur la température, semble conclure à l'inefficacité de cette substance comme défervescente et même antipyrétique.

M. le professeur Sée, quoique partisan convaincu de la médication salicylée dans le rhumatisme, admet dans son étude sur les effets physiologiques de l'acide salicylique et de ses dérivés

(1) Scouly Logothetidès. Traitement du rhumatisme articulaire aigu par l'acide salicylique et le salicylate de soude. Th. de Paris, 1877.

sur l'homme sain que la température reste normale ; jamais, dit-il, elle ne s'abaisse d'une manière durable et marquée.

Bien que, à la suite de l'examen critique des faits concernant l'abaissement de la température, à l'état normal, sous l'influence de l'acide salicylique et des salicylates, la question nous eût semblé résolue par la négative, nous avons néanmoins institué quelques expériences qui nous permettent d'apporter un certain accord entre les allégations de divers observateurs. Dans des questions aussi délicates, comme nous croyons que rien n'est à négliger dans l'expérimentation, nous avons eu soin de noter la température du laboratoire et des solutions injectées ; en outre, nos animaux ont été détachés une fois les procédés opératoires terminés, et non pas laissés dans un état d'immobilisation qui peut par lui seul influer sur la calorification. Les mutilations ayant souvent pour résultat d'élever la température, il est bon de faire le moins de traumatisme possible. Nous n'avons pas repris les ingestions stomacales, très-infidèles chez les animaux, et toutes nos injections ont été faites dans les jugulaires avec beaucoup de soin. Du reste, le premier mode d'introduction de la substance est bien moins direct que le second, et si le salicylate de soude agit sur la température, ce ne peut être évidemment que par l'intermédiaire de l'absorption et par conséquent du fluide sanguin.

En présence des résultats de Kœhler obtenant un abaissement à la suite d'une injection intra-veineuse d'acide salicylique, tandis qu'une dose dix fois plus forte, ingérée dans l'estomac, ne produisait aucune modification thermique, nous avons recherché si l'introduction directe du liquide, en dehors de ses propriétés chimiques, n'était pas l'unique cause de la défervescence. C'est avec cette idée, vérifiée par les faits, que nous avons, dans notre expérience IV, injecté 25 centimètres cubes d'eau; la défervescence a été en tous points semblable à celle que produit le salicylate; le minimum thermique a seulement été obtenu sept minutes plus tard.

Nous donnons le résumé de six expériences portant sur la calorification, et nous y adjoignons des tracés correspondants indiquant les modifications de cinq en cinq minutes.

Exp. I. — Chienne de 5 kilos, en digestion; injection de 5 gr. de salicylate de soude sur 25 gr. eau à température de 6°, C. Température de laboratoire + 10. L'injection dure huit minutes; la température de l'animal, qui était de 39,3, s'abaisse à la

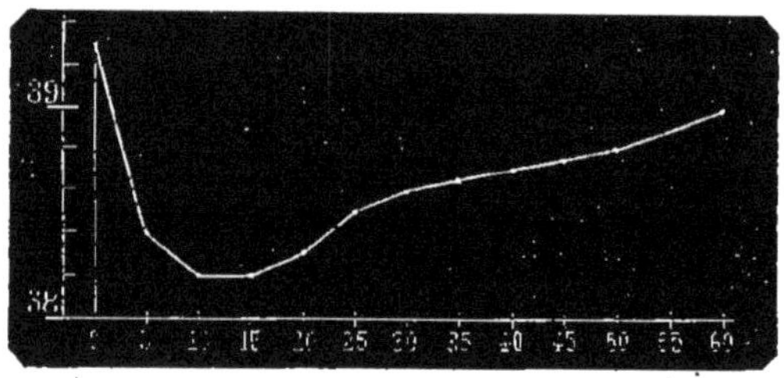

fin de l'injection à 38,2; cinq minutes après, 38,1, minimum thermique, puis elle remonte graduellement pour atteindre au bout d'une heure dix minutes, 39, 1.

Exp. II. — Même chienne, à jeun; injection de 5 gr. s.s. dans 25 gr. eau à une température de 30°. Température du laboratoire + 15. — L'injection dure cinq minutes; la tempéture, de 39,1 au début, s'est abaissée à 38,2 à la fin de l'injection; elle baisse encore, et treize minutes après le début de l'expérience, elle atteint 38°, point minimum; à partir de ce moment, elle remonte; cinquante et une minutes après le début, la température est à 39,2. A partir de ce moment, phénomènes

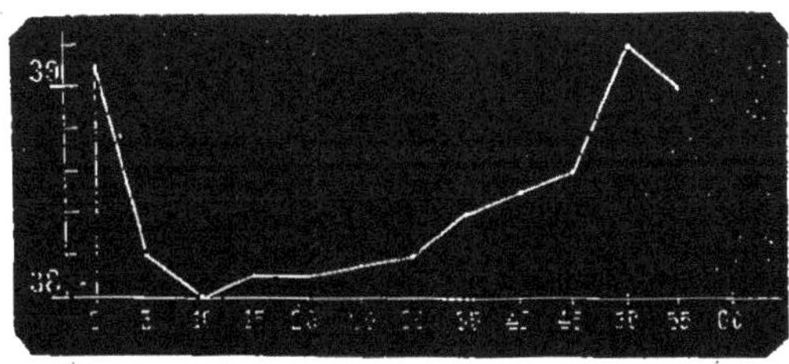

d'intoxication et mort une heure neuf minutes après le début,
avec une température de 38,9.

Exp. III. — Chien mâtin vigoureux. A jeun. Injection de
4 gr. sal. s. dans 20 g. eau tiède. Température du laboratoire + 10. L'injection dure quatre minutes ; la température, de

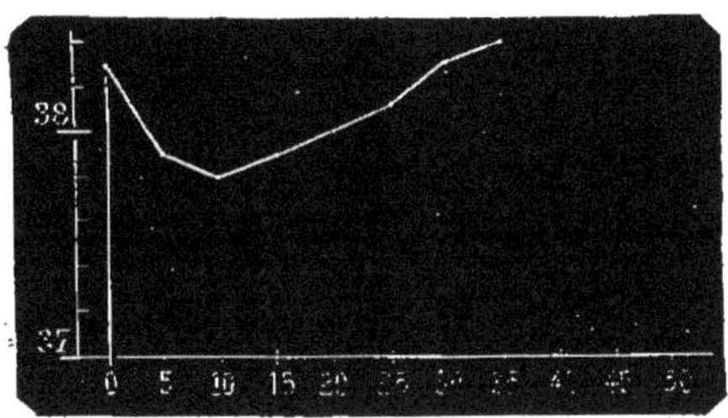

38,3 au début, descend à 38 à la fin de l'injection ; neuf minutes après le début, elle atteint 37,8, point minimum. Puis
elle remonte graduellement ; trente-quatre minutes après le
début, elle est revenue à 38,5.

Exp. IV.— Même chien. En digestion. Injection de 15 gr. eau
pure à 7°. L'injection dure six minutes. La température au début est de 37,8 ; à la fin de 37,5. Dix-neuf minutes après le
début le minimum thermique est obtenu : la température est

37,3. A partir de ce moment, elle reste stationnaire pendant

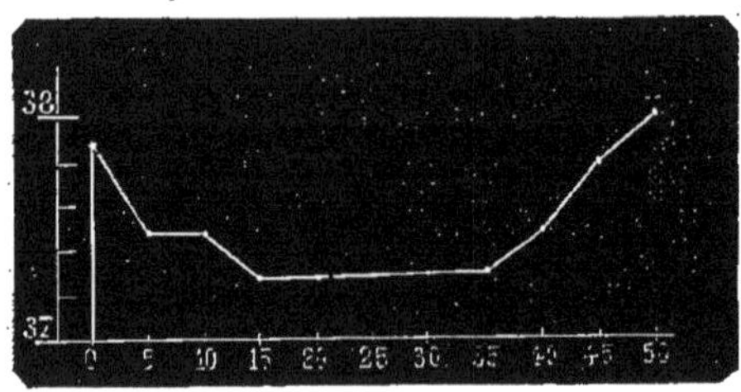

vingt minutes, puis remonte progressivement. Une minute après le début, elle est à 38.

Exp. V. — Chien vigoureux. A jeun. Injection de 15 gr. s. s. sur 16 gr. eau. L'injection dure trois minute. Au début, la

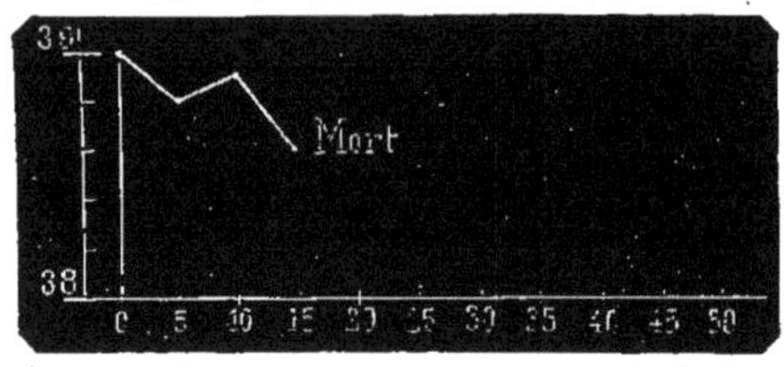

température, qui était à 39, s'abaisse graduellement à 38,8, puis trois minutes après le début, à 38,7, puis seize minutes après le début, à 38,7. Mort.

Exp. VI. — Chien vigoureux. A jeun, 3 injections successives de 5 grammes de salicylate dans 30 grammes eau ; en tout, 15 grammes sur 90. Les injections durent 14 minutes. Temp. au début, 39 ; abaissement minimum à 38,7, au moment de la seconde injection ; puis la température remonte ; 20 minutes après

le début, elle est à 39,3 ; 17 minutes plus tard, à 41,3. La mort
survient en ce moment.

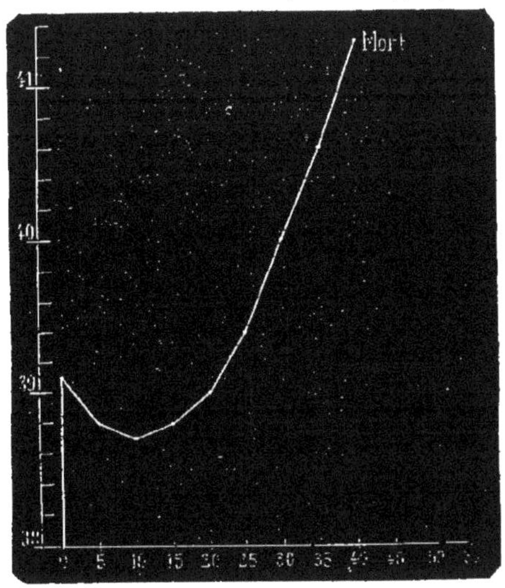

En somme, l'injection intra-veineuse de salicylate de soude a
toujours produit une brusque défervescence de la température,
mais comme le même phénomène se manifeste lorsqu'on introduit une quantité même minime d'eau, il n'y a pas lieu de l'attribuer au salicylate. La connaissance de ce fait explique pourquoi
des expérimentateurs ont obtenu une défervescence !par les in-
ections intra-veineuses, tandis qu'une dose beaucoup plus forte
ngérée dans l'estomac n'amenait aucun abaissement de la température.

Aussi, réservant complétement l'action du traitement salicylé
dans la fièvre rhumatismale et dans les diverses pyrexies, ce
qui est en dehors de notre programme, nous conclurons, touchant l'action du salicylate de soude sur la calorification à l'état
normal :

1° Le salicylate de soude, en injection stomacale, ne modifie pas la température ;

2° L'injection intra-veineuse de solutions de cette substance amène un abaissement thermique, mais il n'est pas dû à la nature du liquide, car on l'obtient avec de l'eau pure ;

3° La température de la solution n'influe pas sur le résultat ;

4° L'abaissement coïncide avec le début de l'injection, et le minimum thermique est obtenu, en moyenne, 12 minutes après le début ;

5° Le minimum de cette effervescence est de 1° ;

6° A la suite de cette défervescence, la température remonte, en moins d'une heure, à son point de départ qu'elle peut même notablement dépasser, surtout si l'animal a subi de graves traumatismes ;|

7° L'état de jeûne ou de digestion n'a pas d'influence manifeste.

CIRCULATION.

L'action du salicylate de soude sur la circulation, quoique beaucoup moins étudiée que ses effets sur la calorification, n'en est pas moins un des points les plus controversés et, il faut bien le dire, un des plus difficiles de l'histoire de ce médicament. Pour élucider les questions complexes qui se rattachent à cette étude, il ne suffit plus d'un thermomètre, d'une application toujours facile, il faut des instruments inapplicables en clinique et des mutilations qui ne permettent pas d'expérimenter sur l'homme ; tout au plus peut-on tenir compte du nombre et du caractère des pulsations, et encore verrons-nous le peu d'importance de ces indications, surtout lorsqu'on ne porte pas la dose ingérée jusqu'à des effets toxiques. Enfin, pour arriver à la compréhension du mécanisme même par lequel la substance agit, il est nécessaire de supprimer certaines 'actions nerveuses, toutes choses impossibles à réaliser chez l'homme. Aussi convient-il de laisser de côté, sous ce rapport, les observations de Büss, Riess, Goldtammer, qui toutes ont un caractère clinique.

Köhler (1) a observé, en expérimentant directement avec un manomètre, une diminution de la pression artérielle, avec ralentissement du pouls ; elle persiste après la section du pneumogastrique et de la moelle. Sur l'homme sain il n'a rien observé de semblable.

Zuber, dans un article de critique, met cette action en doute, mais sans avancer de travaux personnels ; quant à M. le professeur Sée, il la nie absolument ; pour lui, le salicylate de soude ne produit pas de modifications circulatoires.

Pour Blanchier et Bochefontaine dont les premières recherches ont plutôt porté sur les sécrétions, le salicylate de soude à haute dose change le rhythme des battements cardiaques et arrête le cœur en diastole. Tout [dernièrement, M. Blanchier, dans sa thèse inaugurale où il consacre un long chapitre à la circulation, est beaucoup plus complet ; ce qui a trait à ce point important de l'histoire du salicylate de soude y est étudié avec beaucoup de soin ; c'est pourquoi nous croyons devoir donner presque *in extenso* ses conclusions concernant l'action sur la circulation :

1° Le salicylate de soude élève la pression sanguine.

2° L'augmentation de pression est peu considérable et nullement proportionnelle à la dose de ce médicament.

(1) Koehler, Deutsche Zeitsch. f. prakt. med., n° 13 et 14, 1876.

3° Il produit des effets divers sur les pulsations cardiaques, selon qu'il est donné à doses plus ou moins fortes : à doses modérées, il en augmente légèrement la force et la fréquence sans en troubler la régularité ; mais à hautes doses, il les ralentit et les rend plus ou moins irrégulières dans leur rhythme, leur nombre et leur énergie ; en même temps, le cœur se contracte violemment, ainsi que l'indique l'élévation considérable de la pression qui se produit presque à chaque systole ; mais après la systole, il s'opère une détente et un relâchement du muscle assez complet, comme l'indique encore l'abaissement également considérable de la pression qui se produit à chaque diastole.

4° Le salicylate de soude exerce son action sur les centres nerveux et sur les ganglions cardiaques ; ses effets sur le cœur et la circulation sont le résultat de cette double action.

L'augmentation de la pression est due à l'excitation des centres vaso-moteurs. Le ralentissement du pouls est dû à l'excitation du bulbe transmise par les pneumogastriques.[1]

L'accélération du début est produite par l'excitation des ganglions, de même que l'énergie plus grande des contractions cardiaques.

L'irrégularité provient des troubles de l'innervation.

5° Le salicylate de soude produit les mêmes effets sur le cœur et la circulation, soit qu'on l'introduise dans l'estomac, soit qu'on l'injecte dans une veine

Chirone et Petrucci (1) arrivent à ces conclusions :

Les battements du cœur, chez les grenouilles, sont diminués en nombre ; chez les mammifères, ils sont augmentés ou diminués par le salicylate, toujours diminués par l'acide salicylique.

Istomin et Weliki ont publié dans *Petersb. med. Wochens-*

(1) Chirone et Petrucci. Loc. cit.

chrift, III, n° 2, un travail sur |l'action de l'acide salicylique sur le cœur; nous n'avons malheureusement pas pu nous procurer cette publication dont la thèse de M. Blanchier ne fait pas même mention.

Le travail de Danewsky (1), qui remonte déjà à trois ans, est une étude très-spéciale et très-complète de l'action du salicylate de soude sur la pression et le pouls; nous citons en entier ses conclusions, qui sont les suivantes :

L'influence du salicylate de soude sur le système vasculaire est apparente. Au commencement, il augmente l'énergie de la systole cardiaque et la tension s'élève. La fréquence du pouls augmente ou diminue selon l'action du sel sur le nerf vague. Plus tard, les pulsations deviennent faibles ou fréquentes, ou faibles et rares. Ce dernier cas se produit surtout à la suite de l'administration de fortes doses. Il résulte d'une paralysie des nerfs excito-moteurs. L'augmentation de tension artérielle vient en partie de la suractivité des contractions cardiaques, en partie de l'excitation immédiate des centres vaso-moteurs.

Quand on fait la section de la moelle cervicale après l'administration, on constate un abaissement marqué de la tension artérielle.

Si l'on introduit le sel dans la carotide, la tension s'élève. Son action s'exerce plus tôt et plus vite sur le cerveau que sur le cœur.

En résumant les résultats obtenus par les divers auteurs que nous venons de citer, nous voyons que Köhler a obtenu un abaissement de la pression avec ralentissement du pouls; M. Germain Sée n'a remarqué aucune action, tandis que MM, Danewsky et Blanchier signalent une élévation de la pression et des modifications différentes du pouls, suivant la dose.

(1) Danewsky. Travaux du laboratoire pharmacologique de Moscou, 1876.

Ces divergences dans les opinions d'expérimentateurs qui certainement sont de bonne foi et ont vu ce qu'ils avancent, demandent une interprétation rigoureuse et une étude critique qui feront peut-être disparaître le différend. Il faut en effet tenir compte, dans des expériences de ce genre, d'un certain nombre de facteurs qui sont : les conditions opératoires, les doses et le temps de l'observation. Nous verrons le rôle important de chacune de ces choses. Et d'abord, en ce qui concerne le premier point, les conditions opératoires, nous pouvons agir sur un animal à jeun ou en digestion, dont la pression est relativement basse ou élevée, dont le nombre des pulsations cardiaques est plus ou moins fréquent. L'introduction de la substance peut être faite par la voie stomacale; ou bien celle-ci peut être injectée soit dans le système artériel, soit dans le système veineux, loin du cœur, de façon à avoir une diffusion égale dans la masse du sang, ou près de cet organe, de telle sorte qu'il y ait une action locale. Enfin, nous pouvons par divers procédés opératoires, ou supprimer certaines actions nerveuses, ou placer le cœur dans certaines conditions particulières, résultats qui sont obtenus par la section des pneumogastriques, du bulbe, par la respiration artificielle.

Quant à question des doses, elle n'est pas moins importante et peut, pour plus de clarté, se diviser de la manière suivante :

1° dose faible, ne troublant pas d'une façon notable les grandes fonctions organiques, et ne risquant pas de donner la mort; par exemple 2 à 4 gr. de salicylate chez un gros chien de 10 à 20 kilos. — 20 à 30 gr. chez un âne de 100 à 120 kilos. — 50 gr. chez un cheval.

2° doses successives qui, quoique faibles isolément, arrivent par leur répétition à la toxicité.

3° dose forte amenant des troubles plus ou moins considérables, ne causant pas fatalement la mort ; d'après ce que nous avons dit en parlant de la toxicité du salicylate, on pourra placer dans cette catégorie tout rapport qui sera de 2 ou 3 gr. au-dessous de 1 p. 1,000. M. Blanchier signale une dose de ce genre dans son Exp. VII, où 7 gr. sur 10 kil. de chien n'ont pas amené la mort.

4° dose toxique dépassant 1 gr. par kil.

Le temps a également une importance capitale, car il y a des phénomènes qui sont d'une très-courte durée et qui ont sans doute échappé parce qu'une observation détaillée n'a pas été faite depuis le début jusqu'à la fin de l'expérience.

Nous avons fait reproduire à la fin de ce travail un certain nombre de tracés schématiques donnant par leurs courbes les modifications du nombre des respirations, des pulsations, de la pression et de la température, minute par minute depuis le début jusqu'à la fin de l'expérience.

Ces courbes ont été obtenues au moyen de tracés graphiques que, vu leurs dimensions et leur nombre, il nous aurait été impossible de faire reproduire, mais elles sont purement relatives, et la hauteur de la pression ramenée à la ligne des abcisses ne se rapporte pas à une colonne mercurielle.

C'est là, du reste un point qui n'a aucune importance, car ce qu'il faut apprécier, ce sont les variations des divers éléments par rapport au point de départ.

Nous croyons préférable pour plus de clarté, d'étudier d'abord l'action du salicycate de soude sur la pression. puis son influence sur le nombre des pulsations ; nous terminerons enfin, en examinant les points qui relient ces deux facteurs, et leurs rapports avec les phénomènes vaso-moteurs appréciés au moyen de la vitesse du cours du sang.

A. *Pression*. — De faibles comme de fortes doses élèvent toujours la pression au moment de l'injection ou dans les quelques instants qui suivent ; dans notre tracé n° I, il est injecté lentement dans la jugulaire 4 gr. de salicylate de soude dans 20 gr. eau tiède à une minute d'intervalle, chaque injection dure une minute ; la première injection donne lieu à une élévation notable de la pression ; l'effet de la seconde est nul, et après cela, la pression redescend à peu près à son point de départ ; elle reste cependant un peu plus élevée. Le rapport de la substance au poids du chien est $\dfrac{4}{10500}$ cette dose est donc faible ; au bout de 30 minutes du reste l'animal est détaché, il n'a nullement souffert. Dans le tracé n° IV, il est injecté dans la jugulaire d'un chien de 16 kil. 15 gr. de salicylate dans 35 gr. d'eau ; l'injection poussée avec soin, dure trois minutes ; la pression s'élève brusquement et considérablement dès le début de l'injection, elle atteint son maximum pendant la seconde minute. et a déjà notablement baissé à la fin de l'injection. La dose, dans ce cas, quoique ne dépassant pas en moyenne un gramme par kilog. puisque le rapport est $\dfrac{15}{16000}$ est toxique par le fait de son assez rapide introduction dans le système veineux, près du cœur. Le chien meurt du reste à la fin de la 10e minute avec un abaissement de pression sur lequel nous aurons à revenir.

Le tracé n° V est pris sur un chien du poids de 16 kilos auquel sont faites 3 injections successives de 5 gr. dans 30 gr eau et une dernière de 10 gr. dans 40 gr. eau. Le rapport des trois premières injections est donc $\dfrac{15}{16000}$ comme dans le tracé n° IV, mais dans ce dernier cas, la mort n'est pas produite dix-neuf minute après la 3ᵉ injection, et il faut pour l'obtenir une dernière dose qui tue l'animal brusquement en moins de deux minutes. — Les injections sont toutes poussées dans la jugulaire. La première amène une élévation manifeste de la pression ; la seconde élève de nouveau la pression qui était revenue au point de départ ; quant à l'action de la 3ᵉ, elle est à peine sensible. La dernière injection amène une chute brusque, sans élévation préalable.

Le tracé n° XX se rapporte à un âne du poids de 206 kilos auquel on fait deux injections successives de 50 gr. sur 200 gr. eau, dans la veine digitale. Chacune des injections élève la pression, la seconde d'une façon beaucoup moins considérable que la première.

Nous avons cru inutile de reproduire un plus grand nombre de ces tracés, mais nous avons répété et varié nos expériences et nous avons vu que les premières doses de salicylate élèvent constamment et d'une manière plus durable la pression ; que cette action est à son maximum au début et qu'elle semble diminuer avec des doses successives pour devenir nulle lorsque l'intoxication est plus avancée. La hauteur et la rapidité de l'élévation semblent dépendre, non pas tant de la dose injectée que de la rapidité avec laquelle est faite cette opération et du plus ou moins de proximité du cœur du lieu d'introduction.

En ce qui concerne ce premier point, nous sommes absolument d'accord avec MM. Danewsky et Blanchier, et nous avons peine à comprendre qu'une action aussi manifeste ait échappé à Köhler.

On peut cependant s'expliquer jusqu'à un certain point son

opinion, en étudiant les effets consécutifs du salicylate de soude. A faibles doses, il élève avons-nous dit la pression, qui redescend au bout de quelques minutes au niveau physiologique, et ce phénomène peut se reproduire un certain nombre de fois en s'atténuant, mais si la dose est toxique d'emblée ou lorsqu'elle le devient, à cette élévation succède un abaissement brusque ou graduel, signe d'un désordre profond dans les actes fonctionnels du cœur conduisant plus ou moins rapidement à la mort.

Le tracé n° IV présente un cas type, la pression après s'être élevée pendant les deux premières minutes de l'injection, baisse à la fin et graduellement pendant neuf minutes jusqu'au moment de l'arrêt du cœur et de la mort.

Dans le tracé n° V, ce n'est qu'à la quatrième injection, d'une dose forte (10 gr.) chez un animal déjà très-intoxiqué que la pression baisse brusquement, de telle façon que la mort arrive trois minutes après l'injection.

Dans le tracé n° I, où il n'a été injecté qu'une dose faible, la pression revient graduellement au point de départ, mais ne la dépasse pas inférieurement.

Le tracé n° III pris sur un âne auquel on injecte une dose assez forte (50 gr.), quoique non toxique, présente deux élévations de la pression, correspondant aux deux injections, mais chaque fois la pression ne tarde pas à revenir à la normale et il n'y a pas d'abaissement; dans ce dernier cas cependant, l'expérience est poursuivie pendant 1 h. 15 m., et l'enregistrement n'est pas discontinué.

Nous pouvons donc conclure que dans les cas de doses faibles ou fortes, mais non toxiques, on ne constate pas d'abaissement de la pression; que ce phénomène ne survient qu'à un degré avancé de l'empoisonnement et annonce une mort prochaine par arrêt de cœur.

Après avoir constaté ces phénomènes, nous avons recherché quels seraient les effets de la section préalable des pneumogastriques, du bulbe, du bulbe et des pneumogastriques réunis.

Lorsqu'on supprime l'action des nerfs vagues, la pression, comme on le sait, s'élève d'une façon notable ; eh bien, même dans ces conditions, une injection de salicylate de soude élève la pression, mais cette élévation est passagère et suivie d'un abaissement ; les injections subséquentes ne produisent plus qu'un abaissement ; la mort n'arrive ni plus tôt ni plus tard que si l'animal avait été intact. La section du bulbe avec entretien artificiel de la respiration n'empêche pas non plus l'augmentation de tension produite par l'injection ; la mort dans ce cas-là arrive comme *toujours* par arrêt de cœur. Lorsqu'on fait à la fois la section des pneumogastriques et du bulbe, on détermine par le fait même de la gravité de l'opération un affaiblissement du cœur et un abaissement de la tension ; encore dans ce cas là, le salicylate élève momentanément la pression.

Avant de rechercher quelles sont les véritables causes des modifications observées dans la tension artérielle, nous étudierons la fréquence et les caractères du pouls, deux choses qui nous aideront à comprendre l'action sur le cœur de la substance dont nous nous occupons.

B. *Pulsations*. — Il y a une relation constante entre le nombre des pulsations et l'élévation de la pression produite par chaque injection, de telle sorte que celle-ci paraît résulter en grande partie de l'accélération des battements cardiaques. Dans les tracés I, III, IV, V, on voit très-nettement cette coïncidence d'élévation des deux lignes représentant la pression et le nombre

des pulsations ; en chiffres nous avons obtenu une augmentation de 30 à 40 pulsations par minute, en général pendant la
première minute de l'injection. Une fois le maximum obtenu, la
fréquence diminue graduellement, mais reste plus considérable
qu'avant l'injection. Ce n'est que tout à fait à la fin, dans la minute qui précède la mort qu'on voit brusquement leur nombre
s'abaisser, le plus souvent par le fait d'intermittences rhythmi-
ques du cœur.

Chez l'âne, l'augmentation numérique des pulsations est ordinairement moins considérable que chez le chien, et dans un
cas même (voir tracé n° XX), il y a eu une diminution très-grande
de la fréquence ; la pression ne s'en est pas moins élevée, comme
à l'ordinaire, par le fait de l'énergie de la contraction systolique.
Il est du reste général de voir en même temps qu'une élévation
de la pression moyenne, une augmentation de la pression systolique. Le salicylate de soude introduit dans le torrent circulatoire
agit donc directement sur le cœur dont il augmente les contractions, et en nombre et en énergie ; le maximum d'effet est produit par la première dose, et cette action semble aller en s'affai-
blissant ; de plus elle paraît passagère.

Nous verrons un peu plus loin, en nous occupant de l'action
périphérique, que le retour de la pression à la normale est due
en grande partie à une action vaso-dilatatrice. Enfin, à cette excitation cardiaque, succèdent dans les cas d'intoxication avancée,
de l'irrégularité, des intermittences et un arrêt définitif. Lorsqu'on approche de ce point, il suffit d'un ou deux grammes pour
produire un arrêt presque instantané.

La section des pneumo-gastriques, quoique élevant par elle-
même la tension, n'empêche pas, avons-nous dit, l'effet du salicylate, mais, chose assez singulière, tandis que la pression s'é-

lève le nombre des pulsations diminue. Le cœur qui bat d'une façon désordonnée, se ralentit, ses mouvements se régularisent et l'énergie systolique augmente, d'où l'élévation de la pression, malgré la diminution du nombre des pulsations. On trouve là une grande analogie avec ce que nous avons constaté sur l'âne du tracé n° XX. Après la section du bulbe, le salicylate de soude augmente encore le nombre des pulsations, mais d'une manière passagère, il agit surtout sur l'énergie de la systole.

Vitesse. — A l'autopsie nous avons toujours trouvé chez les animaux empoisonnés par le salicylate de soude une congestion très-intense des viscères abdominaux; il y avait lieu de se demander si l'on avait affaire à un phénomène survenant au moment de la mort, ou si la substance que nous étudions avait réellement un effet vaso-moteur. Le meilleur moyen de résoudre la question consistait dans une étude comparée de la pression artérielle et de la vitesse du courant sanguin; c'est ce que nous avons pu faire, heureusement favorisé par la possibilité d'expérimenter sur de grands animaux, avec les appareils perfectionnés de M. le professeur Chauveau. Parmi plusieurs tracés de vitesse pris au moyen de l'héomodiomographe de M. Chauveau, nous avons fait reproduire le tracé n° XX provenant d'un âne fortement intoxiqué par plusieurs injections successives et qui, cependant se remit. Une première injection de 50 gr. de salicylate est faite à la quatrième minute et dure pendant la cinquième et le commencement de la sixième. Dès le début, la pression s'élève et la vitesse augmente; il y a donc une dilatation périphérique, en même temps qu'une augmentation dans l'énergie fonctionnelle du cœur. A la septième minute, la pression commence à baisser, tandis que la vitesse continue à croître, en même temps,

Ollramare.   3

la pression systolique devient moindre; il y a donc une diminution de la systole cardiaque et en même temps une dilatation
vasculaire périphérique. De la dixième à la quinzième minute,
arrêt accidentel de l'enregistrement; à la quinzième minute, la
pression est revenue à son point de départ, la vitesse a continué
à s'accroître. Il en est ainsi jusqu'à la dix-neuvième minute, moment où l'on pratique une seconde injection de 50 gr. de salicylate; la pression s'élève de nouveau sous son influence, et la
vitesse s'accroît pendant toute la durée de l'injection. A la vingt-
troisième minute, la vitesse diminue, mais d'une façon peu considérable et la pression s'abaisse, malgré le nombre assez élevé
des pulsations. Ensuite ces phénomènes persistent dans les
mêmes rapports.

En somme, nous voyons dès le début de l'injection une augmentation graduelle de la vitesse qui reste très élevée pendant
toute l'expérience; à côté de l'action sur le cœur il y a donc une
action vaso-dilatatrice, portant surtout sur les organes splanchniques, si l'on en juge par l'hyperémie considérable constatée à
l'autopsie. Cette action cesse complétement si l'on fait la section
de la moelle au dessous du bulbe; dans ces cas là, le rein est au
contraire anémié, et les vaisseaux mésentériques sont peu apparents.

En résumé, nous pouvons dire concernant l'action du salicylate de soude sur la circulation :

1° Il élève passagèrement la pression sanguine, cet effet,
maximum à la première dose injectée, s'épuise progressivement.

2° En même temps que la pression s'élève, les pulsations aug-
mentent en nombre et en énergie.

3° Ces deux phénomènes sont dus, soit à une excitation directe des fibres musculaires du cœur, soit à une action sur les ganglions cardiaques ou les nerfs accélérateurs.

4° A la suite de l'élévation passagère de la pression produite par l'injection, il y a un retour à la pression normale et quelquefois même un abaissement, qui sont liés à une dilatation des capillaires.

5° Lorsque la dose devient toxique, le rhythme cardiaque est profondément troublé, la pression baisse rapidement et la mort survient par arrêt du cœur.

6° Cet arrêt semble dû à un empoisonnement direct de la fibre musculaire, car celle-ci ne se contracte plus sous l'influence de l'électricité (Blanchier), mais étant donnés les autres troubles bulbaires, il est permis de croire que cet organe est également atteint.

RESPIRATION.

Nous avons dû, en parlant de ce qui a trait à la circulation, effleurer l'étude de l'action du salicylate de soude sur la respiration ; il convient d'autant plus de reprendre ce sujet avec quelques détails que jusque dans ces derniers temps la mort dans l'empoisonnement par cette substance a été attribuée par un certain nombre d'auteurs exclusivement au poumon. Buss avait noté un ralentissement de la respiration et de la dyspnée ; Kœhler a constaté ce même ralentissement, et à dose toxique l'asphyxie. Leonhardi Aster, Fürbriger, Schultze ont vu de la dyspnée ; M. Germain Sée a observé le même phénomène sur

des lapins. Pour Feser et Friedberg, la mort a lieu par *paralysie des voies respiratoires,*

_ Chirone et Petrucci concluent :.» L'acide salicylique diminue
le nombre des rspirations, le salicylate le diminue après l'a-
voir augmenté. »

Danewsky, qui a remarqué une accélération des mouvements
respiratoires, l'attribue à l'excitation directe des nerfs vagues.
Cependant, dit-il, de grandes doses paralysent les centres vaso-
moteurs et produisent l'asphyxie. »

Enfin Bochefontaine et Chabbert, dans leur communication à
l'Académie des sciences en 1877, sans être aussi positifs en ce
qui concerne la mort par asphyxie terminent ainsi leurs conclusions : « Les mouvements respiratoires, puis les battements
cardiaques sont abolis. Ce n'est pas un poison du cœur ni du
muscle ; il agit sur le système nerveux, sur la substance grise
encéphalo-médullaire. »

Il est vrai que, dans sa nouvelle communication de 1879,
M. Bochefontaine, sans revenir sur l'influence du salicylate en
ce qui touche la respiration, rectifie en quelque sorte sa
première note en disant : « Le salicylate de soude à haute dose
change le rhythme des battements cardiaques et arrête le cœur
en diastole », ce qui implique nécessairement une action toxique
sur le cœur.

M. Blanchier, dans sa thèse inaugurale, admet que le salicylate de soude augmente la fréquence respiratoire, dans quelques cas même d'une façon considérable, mais que jamais il ne
la diminue. Cette action serait due à une excitation centrale portant sur le bulbe, la mort arriverait par arrêt de la respiration.

Au début de nos expériences, nous avons aussi été tentés,
comme la plupart des auteurs, d'attribuer la mort à un arrêt de
la respiration, car c'est là un fait qui frappe beaucoup plus que

la cessation des battements du cœur, mais l'autopsie nous a de suite demontré la fausseté de notre interprétation.

Sans parler de l'intégrité absolue du poumon et de l'absence d'ecchymoses sous-pleurales, nous avons constamment trouvé dans l'oreillette et le ventricule gauches du sang artériel, contrastant avec le sang veineux du cœur droit; donc l'hématose s'était faite jusqu'au dernier moment ; la mort ne pouvait s'expliquer par asphyxie.

Dès que nous eûmes appliqué à nos recherches l'enregistrement simultané de la respiration et du pouls carotidien, nous fûmes confirmé dans notre opinion par le fait que dans un certain nombre de nos tracés le pouls a déjà cessé de battre et la tension artérielle est à son minimum que le pneumographe inscrit encore des mouvements respiratoires.

Dans une de nos dernières expériences, sur un âne, le manomètre enregistreur n'accusait plus trace de pulsation et cependant l'animal fit encore cinq ou six inspirations très-nettes.

Il reste enfin une dernière expérience qui nous semble absolument convaincante, c'est l'établissement de la respiration artificielle Si la mort est due à l'arrêt des mouvements respiratoires, il est évident qu'en suppléant à cette fonction elle doit être retardée ou modifiée. C'est là une chose des plus élémentaires, mais que tous les expérimentateurs ont negligée ou dont ils ont, en tout cas, oublié de faire mention.

Eh bien ! dans ce cas, les choses se passent comme auparavant; chez une chienne de 7 kilos 100 gr., après section du bulbe et établissement de la respiration artificielle, nous avons injecté en trois fois une dose totale de 8 gr. de salicylate, et la mort s'est produite comme d'habitude, dès que nous sommes arrivés à la dose toxique, par arrêt du cœur.

Tout en rejetant absolument la mort par asphyxie, nous reconnaissons que le salicylate de soude a une action très-manifeste sur la respiration (et cela très-probablement en agissant sur le bulbe), mais qu'étant donnée l'absence de type respiratoire défini, ainsi que les différences de fréquence, elle est très-difficile à apprécier.

Dans une première expérience (Exp. IX, Tr. n° V) trois injections successives de 5gr. sur 30 furent faites à un gros chien de 16 kilos. Le nombre des respirations, qui était de 13 par minute, s'élève de suite après la première injection à 23.

A la seconde injection, faite sept minutes après, la modification est insignifiante.

A la troisième, qui succède au bout de six minutes, du nombre 21 les respirations s'élèvent successivement à 27, 30 , 35, 39, pour atteindre huit minutes après le chiffre considérable de 113. A ce moment, une nouvelle injection de 10 grammes est faite, les inspirations tombent brusquement à 53, 15. Et la respiration s'arrête en même temps que le cœur, si bien que dans ce cas-là, en ne s'en tenant qu'aux phénomènes apparents, il serait impossible d'attribuer la mort à un de ces organes plutôt qu'à l'autre.

Dans une seconde expérience (Exp. VIII, T. IV), il est fait en une seule fois une injection de 15 grammes de salicylate dans 35 grammes d'eau à un chien de 16 kilos. La moyenne des inspirations est de 17 par minute; pendant l'injection, leur nombre s'élève à 34, 38, 34; puis oscille pendant cinq minutes autour de 40, pour descendre à 21 et 20 au moment de la mort. Ici, il y a une concordance parfaite entre le pouls, la pression et la respiration.

Dans une troisième expérience (Exp. III, T. I), on injecte une faible dose, non toxique, 4 grammes sur 20 à un chien du poids de 10 kilos; la respiration ne se modifie pas sensiblement pendant l'injection, mais elle diminue de fréquence et tombe de 24 (au début) à 17. Il convient de dire que l'animal, très-agité avant l'injection, se calme après et que la diminution de la fréquence respiratoire est due à cette particularité.

Sur un âne, deux injections sont faites dans là veine digitale ; la première est de 40 grammes dans 50 grammes eau ; la deuxième de 20 grammes dans 40 grammes ; ces deux doses, qui sont relativement faibles et qui ne produisent du reste aucun effet toxique appréciable, élèvent cependant chaque fois le nombre des respirations, comme on peut le voir dans le tracé n° III.

Dans deux expériences faites après section du pneumo-gastrique, sur des animaux qui respiraient bien, nous n'avons plus observé de modification notable du nombre des inspirations.

En nous en tenant à ces quelques expériences faites avec des doses diverses, nous voyons d'une manière générale que le nombre des inspirations augmente pendant et de suite après l'injection pour diminuer, surtout dans les dernières minutes qui précédent la mort, sans toutefois descendre au-dessous du chiffre physiologique. Ces résultats sont pleinement d'accord avec ceux de MM. Danewsky et Blanchier. Il n'y a pas, on le voit, une diminution graduelle, une insuffisance lente de l'hématose ; il y a un arrêt brusque de la respiration, arrêt qui coïncide quelquefois avec celui du cœur, ne le précède jamais, et le suit le plus souvent. Ce mécanisme, nous le répétons, fait absolument éloigner l'idée d'asphyxie, lors même qu'il serait seul observé.

La section des pneugmogastriques semble empêcher complétement l'accélération des mouvements respiratoires.

Quant aux caractères mêmes de la respiration, comme ils dépendent en partie du type normal et que celui-ci n'est pas fixe, ils demandent, pour être appréciés, la phase du début; aussi n'y a-t-il guère que des enregistrements pneumographiques qui puissent en donner une idée exacte. C'est dans ce but que nous avons fait reproduire un certain nombre de tracés pris à différentes phases de l'intoxication.

Le premier phénomène qui frappe c'est, pendant l'injection même, à côté de l'accélération déjà signa'ée, une exagération de l'amplitude respiratoire; tous les caractères particuliers du graphique disparaissent pour faire place à une suite d'inspirations et d'expirations très profondes et plus brèves. Le tracé nᵒ I et les tracés nᵒˢ II, III, IV, V et VI nous sont fournis par le même chien à des périodes successives d'intoxication par des doses répétées.

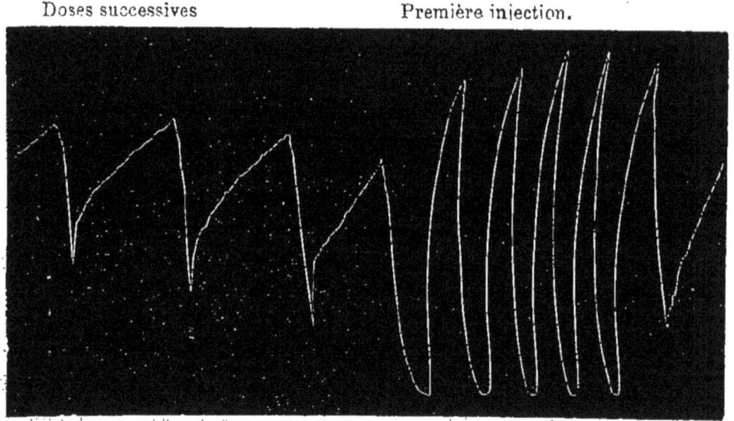

Tracé I.

Le tracé nᵒ II est pris 7 minutes après le Iᵉʳ; l'amplitude respiratoire est encore augmentée au moment où est pratiquée la seconde injection; le même effet est cependant produit.

Deuxième injection.

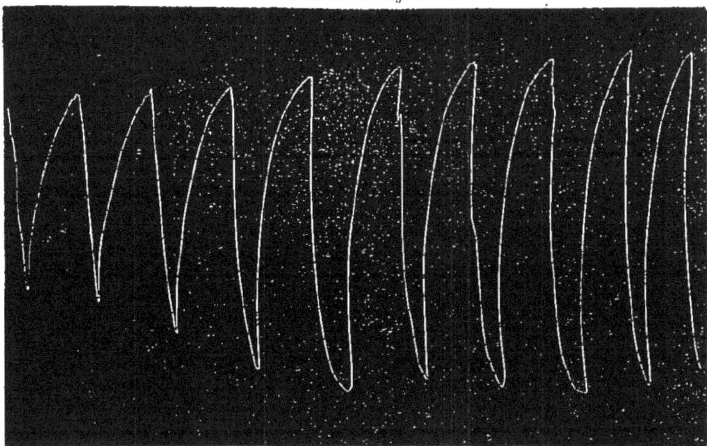

Tracé II.

La troisième injection succède à la seconde au bout de 6 minutes ; le phénomène est moins apparent parce que la course de
la plume est beaucoup accrue.

Troisième injection.

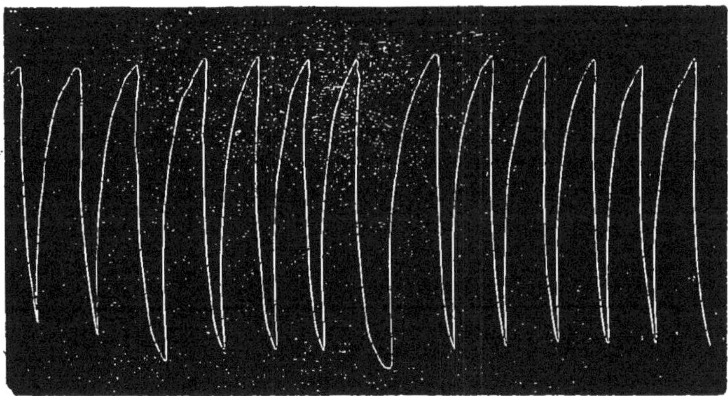

Tracé III.

La quatrième injection, faite quinze minutes après la précédente, est destinée à amener la mort ; à ce moment, l'amplitude n'est pas très-grande, mais elle est remplacée par une fréquence

Quatrième injection.

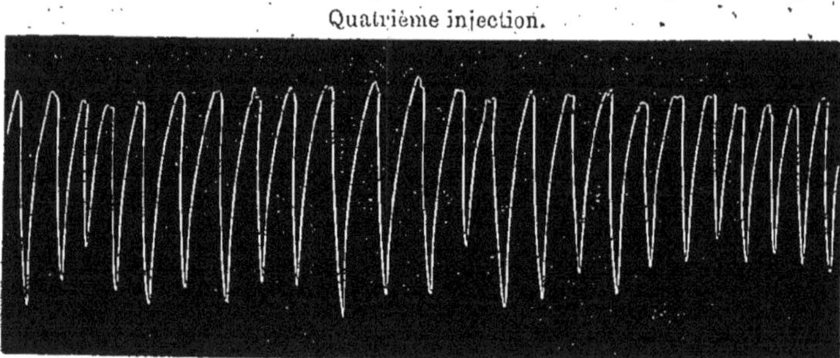

Tracé IV.

qui ne peut être appréciée qu'en doublant le nombre des traits inscrits. Pour la prise des tracés IV, V et VI, en effet, la vitesse de rotation du cylindre enregistreur a été doublée à cause du rapprochement des lignes. L'effet de l'injection est à peu près nul.

2min. apr. la 4e inject.

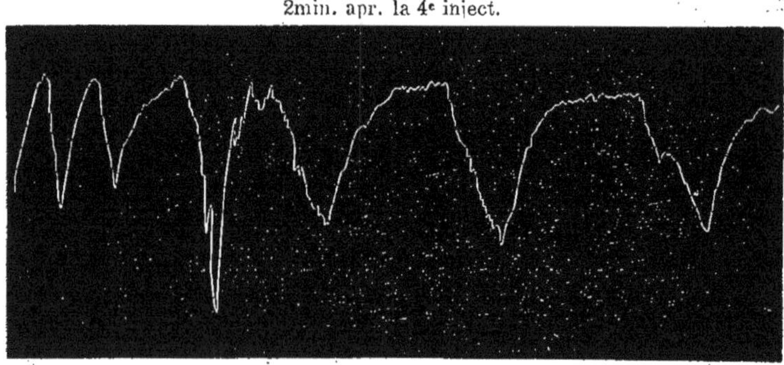

Tracé V.

Deux minutes après surviennent des intermittences et au bout

Quelques instants avant la mort.

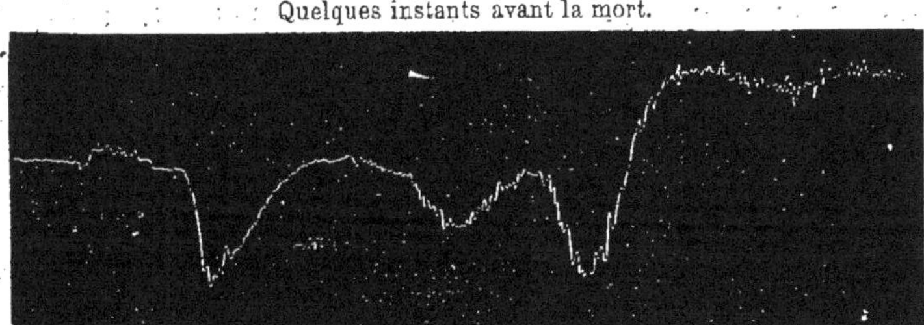

Tracé VI.

de trois minutes la mort ; à ce moment les inspirations sont rares, les muscles thoraciques sont agités par un petit frémisse-
ment que traduit très-bien la courbe, mais il n'y a pas de véri-
table convulsion.

L'augmentation de l'amplitude respiratoire se retrouve d'une
façon constante dans tous nos tracés ; elle est surtout marquée
à la première injection et là, comme pour l'excitation du cœur,
il semble qu'il y ait une accoutumance, de telle sorte que ce caractère va en diminuant avec le nombre d'injections. Une dose
massive agit comme une dose moyenne.

Après l'injection, la respiration se régularise et prend un type
uniforme qui est d'autant plus évident qu'au début les mouvements étaient plus irréguliers. Le tracé n° VII représente le mo-

Injection.

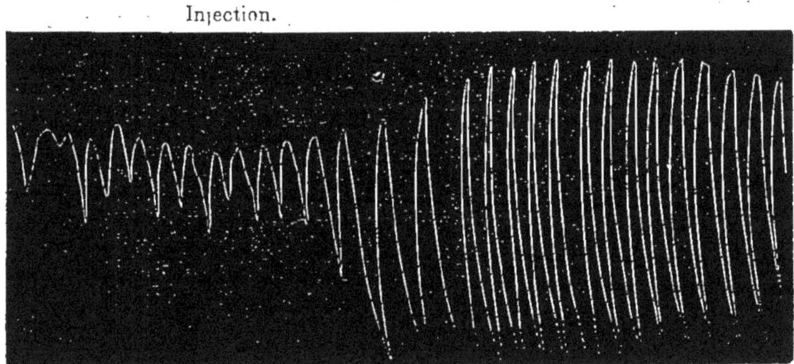

Tracé VII.

ment de l'injection. Le tracé n° VIII est pris huit minutes après

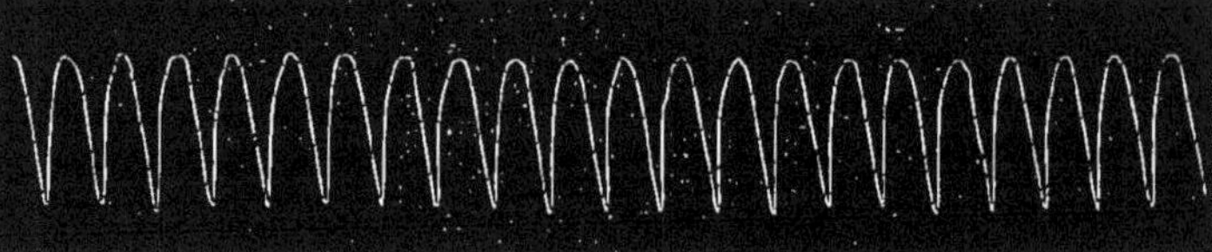

Tracé VIII.

l'injection ; le tracé n° IX montre l'affaiblissement progressif

Mort.

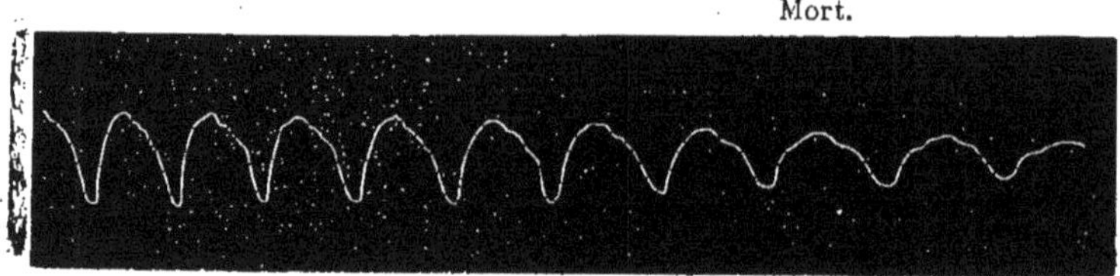

Tracé IX.

des mouvements respiratoires. Dans ce cas où la dose a été toxique d'emblée, l'amplitude diminue peu à peu en même temps que le nombre, et le poumon s'arrête tranquillement de fonctionner sans une secousse, sans un soupir.

Un phénomène qui paraît constant c'est une sensation de dyspnée pendant et après l'injection, se traduisant par de profondes inspirations et un peu d'anxiété ; ce fait a du reste, comme nous l'avons dit au commencement de ce chapitre, été constaté par la plupart des expérimentateurs non-seulement chez les animaux, mais chez un certain nombre de malades et à la suite d'ingestion stomacale.

On pourrait au premier abord l'attribuer à un trouble apporté par le salicylate à la fonction de l'hématose, à une altération du globule sanguin ou à une combinaison stable de l'hémoglobine et de la substance introduite, de telle sorte que l'échange des gaz serait entravé ou supprimé. La nécropsie, avons-nous dit, pratiquée au moment de la mort, nous a toujours démontré que le sang s'était oxygéné dans le poumon jusqu'au dernier moment ; nous avons voulu faire plus encore, et nous avons eu recours à l'analyse des gaz de la respiration comparés à l'état physiologique et à l'état d'intoxication avancée. Voici le détail de l'expérience.

Chien en digestion du poids de 5,500 kilogr. On recueille une certaine quantité de gaz expiré avant l'injection. 4 gr. de salicylate dissous dans 20 gr. d'eau sont poussés lentement dans la jugulaire ; vomissements alimentaires ; quinze minutes après, on recueille les gaz expirés Deux analyses sont faites des gaz avant l'injection, une analyse après l'injection.

	AVANT.		APRÈS.
CO^2	4,00	4,05	4,05
O	15,00	14,95	14,50
Az	81,00	81,00	81,45
	100,00	100,00	100,00

On peut, d'après ces résultats, affirmer qu'une dose relativement assez considérable de salicylate ne produit pas de troubles sensibles dans les échanges gazeux du poumon et que la dyspnée doit être attribuée non pas à une diminution de l'oxygene du sang, mais à une action sur le pneumogastrique, action qui cesse de se manifester soit par une accélération, soit par une augmentation d'amplitude des mouvements thoraciques après la section de ces nerfs.

En résumé, la mort dans l'empoisonnement par le salicylate de soude ne nous semble pas pouvoir être imputée à un arrêt de la respiration, et cela, pour les raisons suivantes :

1° Nous avons toujours trouvé dans le cœur gauche un sang très-oxygéné ;

2° Il ne nous a pas été donné de constater d'ecchymoses pulmonaires ;

3° Dans plusieurs cas, l'arrêt de la respiration ne s'est manifesté que quelques instants après celui de la circulation ;

4° L'établissement de la respiration artificielle n'empêche pas une dose toxique d'amener la mort aussi rapidement qu'à l'état normal ;

5° Même à un degré avancé de l'intoxication, l'analyse des gaz de la respiration ne permet de constater aucune modification.

Sans arriver jusqu'à produire l'asphyxie, il détermine cependant de la dyspnée et augmente les mouvements respiratoires, soit en fréquence, soit en amplitude, surtout de suite après l'injection.

Nous n'avons jamais pu constater d'une manière évidente le ralentissement signalé par Buss et Kœhler, si ce n'est à la période ultime, alors que l'intégrité fonctionnelle du cœur était déjà gravement compromise.

LE SALICYLATE DE SOUDE ET LE RHUMATISME.

L'étude des propriétés physiologiques d'une substance ne prend un intérêt pratique que lorsqu'on peut l'appliquer à celle des propriétés thérapeutiques ; la médecine rationnelle ne se contente pas de constater les effets de tel ou tel médicament, elle en veut, et à juste raison, le pourquoi ; c'est à l'expérience de répondre. Le salicylate de soude a une action évidente, incontestable, sur la marche du rhumatisme aigu. Quelle est-elle ? Quels sont les inconvénients, les contre-indications, les dangers de ce médicament ? Telles sont les questions que nous chercherons à résoudre dans ce chapitre.

A un moment donné, le salicylate de soude fut doué de vertus curatives merveilleuses dans une foule de maladies ; aujourd'hui que son emploi s'est généralisé et que l'enthousiasme a fait place à une plus saine observation, on est à peu près d'accord pour admettre que son influence n'est manifeste que dans les cas de rhumatisme articulaire aigu, et qu'il cesse d'agir dès que les lésions sont invétérées, subaiguës ou chroniques. Bien plus, bon nombre de cliniciens nient actuellement son action sur l'hyperthermie rhumatismale et ne lui accordent que la propriété de diminuer les douleurs et l'hyperémie locales ; il ne guérirait pas, il atténuerait la poussée inflammatoire et soulagerait tout en abrégeant la durée de l'accès. C'est en restant dans ces termes que nous croyons le plus approcher de la vérité, et nous formulerons ainsi, avec M. Sée, l'action thérapeutique de la médication salicylée : le salicylate de soude agit surtout localement en diminuant la tuméfaction périarticulaire et la douleur ; son action sur la température est beaucoup moins constante et semble plutôt consécutive. Cela posé, voyons de quelle façon on peut appliquer les propriétés physiologiques aux modifications thérapeutiques.

Les théories qui ont jusqu'ici cherché à expliquer le rhumatisme peuvent se ramener à deux : dans la première, le processus rhumatismal est dû à une intoxication du sang par des déchets organiques ; dans la seconde, il est le résultat d'une modification du système nerveux vaso-moteur. Les partisans de la toxhémie ont cherché le poison rhumatismal dans diverses sécrétions et ont accusé l'acide lactique, les lactates et sudorates alcalins (Todd, Williams, Kastus) ; Lebert a cru à une rétention de l'urée ; Simon, Schotten ont mis en cause l'acide acétique ou les acides gras de la sueur ; Edenbruizer, un produit gazeux azoté paraissant ammoniacal.

La seconde théorie, imaginée par Skoda et Risenmann, sou-

tenue par Heyman, attribue le processus à des actes réflexes dépendant d'une action cutanée et amenant des troubles vaso-
moteurs ; elle a surtout ceci pour elle, qu'elle rend un compte
assez exact du processus anatomique, qui est essentiellement
congestif, et explique ces phénomènes pathologiques, fugaces,
analogues sous certains rapports avec ceux que produiraient
des troubles fonctionnels du grand sympathique. Suivant qu'on
se rallie à la première ou à la seconde théorie, il est évident
que la recherche d'un procédé thérapeutique rationnel devra
varier beaucoup et que l'explication scientifique d'une médication, découverte empiriquement, sera différente.

Pour les partisans d'une intoxication par les déchets organiques, il ne peut y avoir qu'une indication : rétablir dans son
intégrité la fonction excrétoire atteinte, la diurèse ou la diapho-
rèse ; pour ceux qui admettent des troubles vaso-moteurs, c'est
sur les centres modificateurs et régulateurs de ces phénomènes
qu'il faut agir.

Sans nous attacher à une doctrine plutôt qu'à l'autre, et en
admettant l'action très-réelle du salicylate, voyons si nous pouvons, par les propriétés physiologiques que nous avons exposées,
comprendre l'efficacité de cette substance dans le rhumatisme.

Nous avons dû restreindre la partie expérimentale de ce travail à l'étude de la calorification, de la circulation et de la respiration ; mais il y a un point dont il est nécessaire que nous nous
occupions avant d'aller plus loin, c'est celui qui a trait aux propriétés diurétiques du salicylate. Dans le cours de nos recherches, nous avons toujours porté notre attention sur ce point et
nous avons vu que toutes les fois qu'on avait vidé la vessie au
début de l'expérience, on ne trouvait à l'autopsie que quelques
gouttes d'une urine très-trouble (donnant, il est vrai, la réaction
de l'acide salicylique), lors même que la mort n'était survenue

qu'au bout d'une heure et plus ; par contre, dans deux expériences où la section préalable du bulbe fut pratiquée, la vessie, au moment de la mort, contenait une grande quantité d'urine, d'où nous concluons qu'une dose toxique, bien loin d'activer la sécrétion urinaire, l'arrête à peu près complétement. Ce fait peut paraitre d'autant plus étonnant qu'on trouve le rein très-congestionné, et que, pour nombre d'auteurs, congestion et sécrétion glandulaire sont deux phénomènes adéquates. Ce que nous avançons est la preuve du contraire, et s'il est vrai que la sécrétion procède d'une large irrigation du tissu glandulaire, il n'en est pas moins vrai qu'une forte congestion arrête cette fonction, probablement en comprimant les éléments sécréteurs. C'est le cas pour le rein sous l'influence du salicylate de soude, car si l'on isole cette glande du bulbe sur lequel semble agir la substance, on obtient une diurèse abondante coïncidant plutôt avec de l'anémie rénale. Avec des doses non toxiques, nous n'avons pas obtenu d'augmentation de l'urine, mais nos expériences sous ce rapport sont trop peu nombreuses pour entraîner notre conviction à cet égard. M. Blanchier, qui a davantage étudié cette question, dit que la sécrétion est augmentée, mais que cet effet est passager. Cliniquement, M. Gubler a vu une diminution de la quantité ; M. Sée dit qu'il favorise l'élimination de l'acide urique. Pour M. Lasègue, le salicylate de soude diminue chez les rhumatisants la quantité d'urée et d'acide urique. M. Bouchard, qui a expérimenté sur un adulte bien portant, dit :

1° Le médicament n'a pas modifié la quantité d'urine ;

2° Il a diminué la quantité d'urée ;

3° Il a augmenté le poids total des matières extractives ;

4° La quantité des phosphates et des matières colorantes est la même ;

Oltramare.   4

5° S'il n'est pas un diurétique, il est cependant un agent puissant d'élimination.

La dose quotidienne était de 4 grammes.

En somme, à dose modérée, le salicylate de soude agit d'une manière bien variable sur la sécrétion urinaire, et à dose toxique il produit chez le chien une anurie à peu près complète; en outre, comme il existe des diurétiques beaucoup plus énergiques qui n'ont aucune action sur le rhumatisme, on est en droit d'en conclure que ce n'est pas de cette façon qu'il faut expliquer les propriétés curatives du salicylate de soude.

Ce n'est également ni comme sudorifique, sialagogue ou cholagogue qu'on peut le considérer, quoique cette dernière action soit assez marquée; sous tous ces rapports, il est bien inférieur à une foule d'autres médicaments.

M. Laborde lui attribuant des propriétés analgésiantes, considère que c'est ainsi qu'il agit pour calmer les douleurs du rhumatisme. A supposer que le salicylate soit un anesthésique, ce qui n'est rien moins que démontré, on n'expliquerait pas ainsi les modifications très-réelles qu'il imprime à l'état congestif et à la marche du rhumatisme.

M. Blanchier admet, avec M. le professeur Vulpian, que « le salicylate de soude apporté par le sang dans les tissus articulaires agit là comme il agit dans les glandes, et que, de même qu'il paralyse l'activité fonctionnelle des éléments sécréteurs d'une glande, de même il paralyse ou tout au moins modère l'activité vitale des éléments anatomiques des tissus articulaires, activité vitale qui se trouvait momentanément augmentée et qu'il ramène à ses proportions normales. Il agirait donc directement sur la cause elle-même qui, dans le rhumatisme articulaire, impressionne si douloureusement le système nerveux, et nullement sur le système nerveux lui–même qui recoit ces impressions. »

Cette théorie a l'inconvénient de reposer sur bien des hypo - thèses et d'expliquer d'une manière trop insuffisante le mécanisme même de l'action ; il modère l'activité vitale des éléments anatomiques. Comment? Il agit avec la cause elle-même, mais quelle est-elle? Tout autant d'inconnues qu'il est impossible pour le moment de résoudre, la cause elle-même du rhumatisme étant aussi peu élucidée que l'action du salicylate de soude sur les éléments anatomiques.

Inconnu dans son essence, le rhumatisme aigu a été beaucoup plus étudié dans son processus. Sous ce point de vue, c'est une affection caractérisée par des hyperémies, c'est un trouble vaso-moteur localisé ; plus tard surviennent, il est vrai, des altérations cellulaires, mais au début, ce qui domine, ce sont les modifications vasculaires : dilatation des capillaires, chaleur, rougeur.

En un mot, nous assistons à tous les phénomènes produits expérimentalement par la section du sympathique, et il ne faut pas s'étonner de voir une théorie attribuer tous ces désordres à une lésion fonctionnelle des centres vaso-moteurs ; l'expérimentation, pour le moment, n'a pas encore pu reproduire des faits semblables, et on n'est pas autorisé à conclure en faveur de cette opinion plutôt qu'en faveur d'une autre.

Qu'il nous soit permis cependant d'apporter ici une théorie de l'action du salicylate de soude sur le rhumatisme aigu, en ne nous basant que sur le processus lui-même et l'action physiologique constatée de ce médicament sur les centres vaso-moteurs. Nous avons vu que sous son influence la vitesse du courant sanguin augmentait rapidement, ce qui s'explique par une dilatation générale des capillaires, par une action vaso-dilatatrice qu'il est facile de constater apres la mort, surtout sur les organes dépendant des nerfs splanchniques. C'est là, ce nous semble, le grand trait d'union qui réunit le rhumatisme et le salicylate ; le premier détermine des hyperémies localisées, le second une hyperémie généralisée ; si, sur un organisme atteint d'une poussée rhumatismale, nous faisons agir un salicylate, nous répartissons dans toute l'économie la masse sanguine qui occupait un département vasculaire limité, d'où diminution de la tuméfaction, de la rougeur et de la douleur qui n'est qu'un épiphénomène. On comprend alors parfaitement pourquoi plus la lésion est récente et plus l'action du salicylate est manifeste, et on s'explique que dans les cas subaigus et chroniques, l'amélioration soit très-faible ou nulle. Tant que les phénomènes sont d'ordre vasculaire, les effets de ce médicament sont surprenants, mais une fois les éléments anatomiques altérés, il n'a plus de prise que sur l'hyperémie, la lésion persiste et évolue. Tout ce que nous avons vu en clinique nous semble concorder absolument avec ces idées, et nous croyons pouvoir affirmer, en terminant, que c'est à ses propriétés vaso-motrices que le salicylate de soude doit son efficacité dans le rhumatisme aigu. Mais cette action dérivatrice, il ne l'exerce qu'en congestionnant d'autres organes, en particulier ceux qui dépendent des nerfs splanchniques, d'où la nécessité de n'administrer cette substance qu'à des individus ayant une intégrité parfaite des reins, du foie, de l'intestin et de l'estomac, sous peine de voir survenir les accidents graves qui tendent à faire abandonner la médication salicylée.

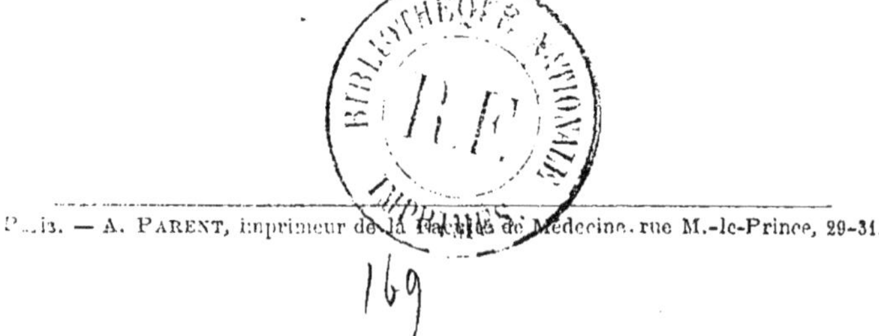

Paris. — A. PARENT, imprimeur de la Faculté de Médecine. rue M.-le-Prince, 29-31.

www.ingramcontent.com/pod-product-compliance
Ingram Content Group UK Ltd.
Pitfield, Milton Keynes, MK11 3LW, UK
UKHW021710130726
13696UKWH00004B/1728